AF246061

DE
L'HÉMOPTYSIE

OU

CRACHEMENT DE SANG,

Dédié aux Habitants des Campagnes;

Par J. E. Bernard,

OFFICIER DE SANTÉ, ANCIEN ÉLÈVE DES HÔPITAUX ET HOSPICES CIVILS DE ROCHEFORT
ET DE PARIS.

*Necessitas medicinam invenit,
experientia perfecit.*   BAGLIVI.

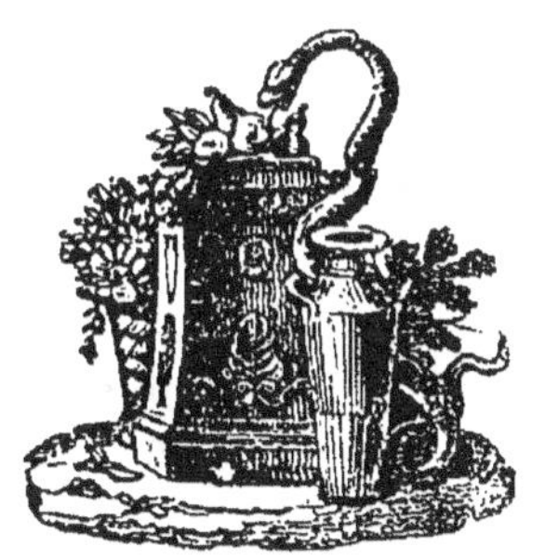

A PARIS,

DE L'IMPRIMERIE DE POUSSIELGUE,

RUE DU CROISSANT-MONTMARTRE, 12.

1834.

AVANT-PROPOS.

L'hémoptysie ou crachement de sang que j'entreprends de décrire, et dont j'ai fait une étude particulière, est une de ces maladies graves assez commune dans les campagnes, et à laquelle la plupart des médecins ont en général jusqu'à ce jour pris un faible intérêt. Je me suis bien rendu compte du véritable motif qui m'a déterminé à traiter ce sujet. Il sera facile de voir que je n'ai pas été guidé par un sentiment d'amour-propre, mais que j'y ai été tout naturellement porté par la raison seule d'être utile aux habitants des campagnes, cette branche de la société si intéressante et si nécessaire. Nous qui sommes appelés à exercer le plus noble des ministères, puisque nous possédons entièrement la confiance des malades, ne leur devons-nous pas les plus scrupuleuses attentions. Obligé de scruter dans l'universalité de leurs affections, de leur caractère, de leurs goûts et de leurs penchants; le médecin ne doit-il pas se montrer moraliste, politique, religieux, philanthrope, ami des sciences et des arts, le confident intime de tout être qui lui peint ses souffrances, afin de réprimer les écarts de son imagination, rectifier ses idées, le ramener dans le chemin de la sagesse, lui apprendre à vaincre ses passions, ses mauvaises habitudes, écouter avec le plus vif intérêt le récit détaillé de ses maux, l'attacher à la vie dont le poids l'accablait, et devenir en quelque sorte l'arbitre de sa destinée.

Dès le moment qu'il est malade l'homme doit avoir recours au médecin, car peut-il lui-même conserver toujours la plénitude entière de ses facultés morales et le discernement nécessaire pour se connaître et se traiter? Lorsqu'avec une instruction profonde, le médecin le plus heureusement organisé, craint quelquefois de ne pas trouver suffisamment de ressources en ses lumières pour interroger tous les symptômes d'une maladie, il sait douter à propos; l'ignorant seul ne doute de rien. Dès qu'une maladie se déclare, consultez donc un médecin, celui qui vous sera désigné ou que vous aurez jugé comme possédant éminemment le coup-d'œil, le tact médical, cette qualité précieuse et rare, cet heureux don de la nature que perfectionnent l'étude et la connaissance profonde des tempéraments. Consultez-le, ne vous fiez pas à vous-même, et dites-vous: La médecine n'est pas notre propriété, c'est un mystère qui ne doit pas nous être révélé.

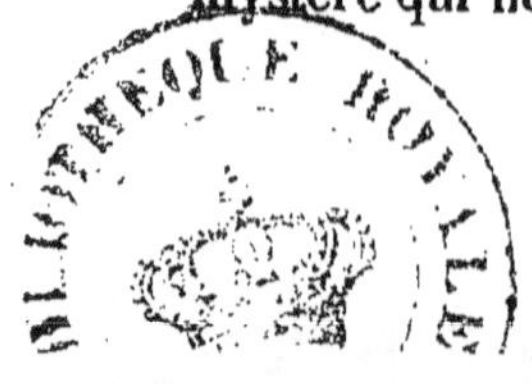

Il est des cas cependant où un médecin ne doit pas toujours faire un secret de son art; il doit au public le fruit péniblement acquis de son expérience. Les sciences sont un patrimoine commun dans lequel chacun a le droit de prendre sa part; le peuple devient tous les jours plus instruit, la jeunesse est avide de lumières, les gens du monde sont beaucoup moins imbus d'erreurs et de préjugés qu'autrefois, l'on ne confond plus autant la livrée du charlatanisme et de l'ignorance avec le cachet de la vérité et du savoir. Les femmes elles-mêmes dont l'éducation est plus soignée ont un tact exquis, savent compatir sincèrement à nos maux; et pourquoi donc créées pour notre bonheur sont-elles généralement si à plaindre!...

Mais revenons à la maladie que je me suis proposé de faire connaitre aux habitants des campagnes, c'est m'en être éloigné beaucoup trop long-temps. J'ai donc dit en commençant que l'hémoptysie était une maladie grave à laquelle on devait apporter plus de soins qu'on ne le fait chaque jour; car elle est très souvent la cause déterminante de maladies qui mettent en danger la vie des personnes qui en sont atteintes. Prise dès son début et combattue par un traitement énergique, elle peut être facilement retardée dans sa marche et finir par disparaître; parvenue au contraire à une certaine période souvent elle résiste à tous les moyens employés contre elle, laissant le malade exposé à une mort certaine.

En m'imposant la tâche difficile de décrire cette maladie, je ne prétends pas vouloir donner de nouvelles idées sur l'hémoptysie, mais satisfaire à un sentiment d'humanité. Ce ne sont pas des idées neuves qu'il faut en médecine, ce sont des idées saines, et dans tout le cours de ma carrière j'ai la volonté et l'espoir de n'en émettre jamais que de semblables.

DE L'HÉMOPTYSIE

OU

CRACHEMENT DE SANG.

CONSIDÉRATIONS GÉNÉRALES.

Toutes les parties de l'économie peuvent être le siége des hémorrhagies (1); cependant tous les tissus sont loin d'y être également sujets. On les voit surtout là où la texture est la plus molle, la trame cellulaire la plus lâche, ainsi que dans les lieux où les vaisseaux capillaires sont répandus en plus grand nombre : telles sont les membranes muqueuses, et toutes n'y paraissent point également prédisposées.

L'hémoptysie est sans contredit l'hémorrhagie la plus fréquente du système muqueux, soit à cause de la quantité de sang qui afflue continuellement vers le tissu tout vasculeux du poumon (2), et du nombre prodigieux de vaisseaux capillaires et exhalants qui entrent dans son

---

(1) Ecoulement de sang.
(2) Organe respiratoire.

organisation, soit à cause de l'exercice de la voix et de la parole, et surtout du contact de l'air atmosphérique qui tient sans cesse les organes pulmonaires sous l'influence de ses nombreuses vicissitudes, et les soumet à une cause permanente d'incitation nuisible.

On peut distinguer l'hémoptysie, d'après l'aspect varié sous lequel elle se présente, en *constitutionnelle*, *accidentelle*, *succédanée*, *critique* et *symptomatique*. Il est aussi très important de considérer le caractère général de la maladie, qui tantôt paraît due à un excès de force, tantôt à un état de faiblesse. De là l'hémorrhagie active et l'hémorrhagie passive. La première survient sous l'influence de causes propres à produire une véritable pléthore; elle est précédée de l'effort hémorrhagique (*molimen hæmorrhagicum*), une série de phénomènes locaux indiquent l'afflux du sang vers le poumon, et se prononcent davantage jusqu'au moment où l'hémorrhagie a lieu. Le sang est vermeil, se coagule promptement; il ne s'en sépare pas de sérosité par le repos; à mesure que le sang coule, les signes de la congestion disparaissent. La seconde se montre sous des conditions opposées : aucun phénomène précurseur ne l'annonce; le sang qui s'écoule est noirâtre, séreux, peu susceptible de se coaguler, et l'écoulement d'une certaine quantité de sang n'est pas, comme dans l'hémoptysie active, une circonstance qui en suspende l'effusion. Mais il s'en faut de beaucoup que l'hémoptysie soit toujours active ou passive; quelquefois le crachement de sang n'est accompagné d'une manière bien sensible ni d'augmentation ni de diminution des forces. — Relativement à son siége, on distingue l'hémoptysie en *laryngée*, *trachéale* et *bronchique* (1).

DÉFINITION.

On désigne généralement sous le nom d'hémoptysie

______

(1) Le larynx, la trachée et les bronches sont des organes qui servent à la respiration.

l'hémorrhagie de la membrane muqueuse qui tapisse les voies aériennes depuis le larynx jusqu'aux dernières ramifications bronchiques, qui consiste dans une expectoration sanguine, écumeuse, variable d'ailleurs par sa quantité, sa couleur.

CAUSES.

Les causes qui donnent lieu à l'hémoptysie sont assez nombreuses; on peut les rapporter à deux classes principales, *causes prédisposantes* et *occasionnelles*.

Causes prédisposantes. — La jeunesse et l'âge adulte; les vieillards y sont bien moins exposés que les jeunes gens, et les enfants encore moins que les vieillards. Elle est plus commune chez les hommes que chez les femmes, à moins que celles-ci ne soient mal réglées ou dans l'âge critique. On a observé qu'elle était plus fréquente parmi les individus d'un tempérament sanguin, d'une constitution pléthorique, disposés aux congestions sanguines des organes de la respiration, et, par une opposition remarquable, chez les sujets d'un tempérament sanguin et nerveux, d'une constitution faible, surtout ceux qui ont la poitrine mal conformée, le cou long, les épaules élevées, qui ont éprouvé dans leur jeunesse des épistaxis (1), ceux enfin qui sont disposés à la phthisie pulmonaire (2), ceux qui sont nés de parents phthisiques ou hémoptoïques. La présence des tubercules crus dans les poumons en est une cause fréquente. Dans ces cas l'hémoptysie est constitutionnelle, parce qu'elle dépend d'une disposition particulière de l'économie; dans d'autres circonstances ce sont certaines causes étrangères à l'organisation du sujet qui prédisposent à cette affection : de là l'hémoptysie accidentelle. C'est ainsi que la pratique de certaines professions, comme celles de tailleur, de cordonnier, de tisserand, de cultivateur, etc., dispose à

---

(1) Saignement de nez.
(2) Vulgairement appelés *poitrinaires*.

cette hémorrhagie, sans doute en diminuant la quantité du sang qui pénètre dans les viscères abdominaux, et en augmentant celle qui se porte vers les organes respiratoires. Les ouvriers qui respirent un air chargé de substances pulvérulentes, comme les boulangers, les platriers, ou bien ceux qui respirent des émanations gazeuses, irritantes, peuvent en être souvent atteints. Les hommes affectés d'hémorrhoïdes, les femmes mal réglées ou dans l'âge critique, sont dans des circonstances propres à contracter cette maladie. L'hémoptysie, dans ce cas, remplace les évacuations habituelles, prend souvent la même régularité, et devient succédanée de l'hémorrhagie supprimée. Enfin les maladies chroniques de l'abdomen (1), les engorgements du foie, de la rate, prédisposent à l'hémoptysie; dans ce cas elle est symptomatique.

Causes occasionnelles. — La chaleur atmosphérique, surtout lorsqu'elle est humide, un air froid chargé d'oxigène, celui que l'on respire sur les lieux élevés. Une des causes les plus fréquentes est le passage subit du chaud au froid, *et vice versâ*, et toute autre vicissitude de la constitution atmosphérique; aussi cette maladie règne-t-elle plus fréquemment au printemps que dans tout autre temps de l'année. On doit encore regarder comme cause productrice de l'hémoptysie accidentelle les cris forcés, le chant, la déclamation, en un mot tout ce qui met fortement en jeu le poumon; l'application de corps froids sur la peau, et surtout sur le thorax (2); la suppression de la transpiration, et particulièrement de la plante des pieds; la lutte et tous les exercices gymnastiques; la surprise causée par la nouvelle d'un évènement imprévu; la suppression trop prompte d'une diarrhée chronique; une affection vive de l'ame, telle que la colère, la tristesse, l'ennui. Une trop forte application à l'étude, des veilles prolongées, des écarts de régime, l'omission d'une saignée habituelle, l'amputation d'un membre, la suppression du flux menstruel ou hémorrhoïdal, l'état de

______

(1) Bas-ventre.
(2) Poitrine.

grossesse, peuvent donner lieu à l'hémoptysie; elle peut encore être le résultat d'un effort critique dans le cours d'une maladie aiguë, mais cela est rare; cette espèce de crise a été remarquée au déclin des fièvres gastriques inflammatoires.

Symptômes.—Des phénomènes précurseurs annoncent l'hémoptysie. Le malade éprouve un malaise général, accompagné d'horripilations, de pâleur de la peau, de refroidissements des extrémités, de lassitude, surtout dans les membres inférieurs, de douleur dans les lombes. (1) Ces prodromes sont suivis d'un sentiment de plénitude, de constriction et d'anxiété dans la poitrine, de gêne dans la respiration, avec inspirations profondes qui se renouvellent par intervalles; de battements de cœur fréquents, irréguliers; de céphalalgie (2); de tension aux hypochondres (3). La rougeur des pommettes contraste avec la pâleur de la surface du corps; bientôt surviennent une pesanteur et une chaleur considérables dans la poitrine, un goût salé et douceâtre à la bouche, une toux d'abord sèche et fréquente, qui est accompagnée d'un sentiment de titillation et de bouillonnement qui semble partir d'un point des bronches pour se porter vers la partie supérieure du sternum (4). Enfin, une quinte de toux est suivie de l'expectoration d'un sang ordinairement rouge, vermeil, spumeux, facilement coagulable, tantôt pur, d'autres fois mêlé d'une petite quantité de salive ou de mucus bronchique. L'application du stéthoscope (5) fait reconnaître l'existence du râle muqueux. L'expectoration plus ou moins abondante diminue spontanément après deux ou trois jours de durée. Le malade éprouve du soulagement à mesure que l'expectoration se fait : l'oppression diminue, la rougeur de la face fait place à une pâleur

---

(1) Les cinq vertèbres de la colonne épinière, qui sont situées entre les dorsales et le sacrum.
(2) Mal de tête.
(3) Côtés droit et gauche de la région supérieure du bas-ventre.
(4) Os formant le devant de la poitrine et auquel viennent s'arquebouter les côtes.
(5) Instrument en bois servant à l'auscultation de la poitrine.

notable; le pouls se développe, perd de sa fréquence, et la chaleur se répand uniformément dans toutes les parties. La quantité du sang expectoré varie beaucoup : elle est quelquefois portée au point de mettre la vie du malade en danger; d'autres fois, peu abondante, elle est suivie d'une réaction vive; dans quelques circonstances enfin, un écoulement, peu abondant d'abord, cesse pour reparaître avec une nouvelle intensité.

L'hémoptysie ne s'accompagne pas toujours d'une exaltation aussi marquée des forces vitales, et n'a souvent pour caractère qu'un sentiment de plénitude de la poitrine, suivi de légers efforts de toux, avec expectoration d'un sang noir, fluide, peu coagulable, mêlé de beaucoup de mucus. Lorsque l'hémorrhagie diminue, les crachats moins abondants deviennent plus fluides, sont mêlés de plus de mucus, ou ne contiennent plus que des caillots d'un rouge moins vif; enfin les traces de sang disparaissent.

La marche et la durée de l'hémoptysie sont très variables; elle s'arrête souvent d'elle-même pour revenir à des intervalles plus ou moins rapprochés : on l'a vue quelquefois se renouveler toutes les heures, tous les quatre ou cinq jours, et même ne revenir que tous les mois, et remplacer ainsi une autre hémorrhagie supprimée, comme le flux menstruel et hémorrhoïdal. Sa durée n'est pas ordinairement fort longue, lorsqu'elle est active et qu'elle dépend d'une cause accidentelle; elle peut au contraire se prolonger indéfiniment si elle est passive et qu'elle se lie surtout à une affection scorbutique. Elle peut revenir périodiquement et à des intervalles réguliers ou irréguliers. Cette maladie a en général une tendance à la récidive. Le crachement de sang revient communément par accès d'une durée plus ou moins longue. Quand l'hémoptysie est constitutionnelle elle a une marche lente, et ses retours sont irréguliers. Celle qui est accidentelle parcourt ses périodes dans le même espace de temps qu'une maladie aiguë ordinaire et de moyenne durée. La cause en étant connue on peut l'attaquer dès le principe : elle est souvent bénigne et cède assez facilement aux moyens curatifs. La marche de l'hémoptysie qui précède la phthisie pulmonaire offre beaucoup de variétés : elle commence presque toujours dans la jeunesse, et se termine par la mort vers la trentième ou quarantième année.

Après un temps variable l'hémoptysie peut se terminer, soit parce qu'une certaine quantité de sang s'est écoulée, soit parce que l'on a employé un traitement convenable. Quelquefois d'active qu'elle était elle devient passive, alors le sang expectoré est fluide, non écumeux, non vermeil, mais noirâtre, souvent mêlé de sérosité, quelquefois fétide. A ces caractères se joint un état général de faiblesse; mais souvent il arrive que les hémoptoïques finissent par succomber à la phthisie pulmonaire, quoiqu'ils n'aient présenté pendant long-temps aucun symptôme de cette maladie. Cependant il n'est pas vrai de dire que dans toutes les circonstances l'hémoptysie soit symptomatique d'une lésion du poumon; bien souvent ce n'est qu'une maladie primitive qui s'est transformée en une affection secondaire qui reconnaît pour cause une longue irritation hémorrhagique. L'hémoptysie peut produire la mort d'une manière subite. Cette terminaison est très rare, elle dépend de l'exhalation d'une grande quantité de sang, qui n'étant pas expectoré aussitôt qu'il est exhalé, produit une véritable asphyxie.

Le diagnostic de l'hémoptysie présente deux points principaux : 1º distinguer si le sang que crache le malade vient des voies aériennes; 2º lorsque le sang vient des bronches ou de la trachée, déterminer s'il est dû à une simple exhalation ou à une lésion organique du tissu pulmonaire. Le sang qui sort de la bouche, qu'il soit craché ou qu'il s'en échappe par flots, peut venir de la bouche elle-même, des fosses nasales, des bronches ou de l'estomac.

Lorsque l'hémorrhagie est assez abondante pour que le sang s'échappe par flots de la bouche, il est facile de confondre l'hémoptysie avec l'hématémèse (1) si l'on se

---

(1) Vomissement de sang.

contente d'un examen superficiel, si l'on ne rapproche pas les phénomènes propres à ces deux maladies.

L'hémoptysie est précédée de toux, de dyspnée, d'une sensation de bouillonnement dans la poitrine. L'hématémèse s'annonce par une pesanteur, une douleur, une oppression dans la région épigastrique (1), dans les hypocondres, et par des nausées. L'inspection du sang offre encore des moyens de distinguer ces deux maladies. Le sang qui vient des bronches est vermeil et mêlé d'air; celui qui vient de l'estomac est ordinairement noir et presque toujours mêlé aux matières contenues dans cet organe. Enfin une circonstance importante, c'est qu'après un accès d'hémoptysie le malade expectore encore quelques crachats teints de sang; après un accès d'hématémèse une certaine quantité de ce liquide est excrétée avec les selles.

Plusieurs hémorrhagies étrangères à l'hémoptysie offrent quelquefois des caractères qui peuvent induire en erreur. Il est facile de reconnaître l'origine du sang qui vient de la bouche : il suffit d'examiner cette cavité pour voir la source du sang; il est vermeil, non écumeux. Il n'est pas possible de confondre l'épistaxis avec l'hémoptysie, lors même que le sang ne sortirait pas par les narines; car, dans le dernier cas, il est toujours exhalé en petite quantité, et, lorsque le malade crache, il est noirâtre, parce qu'il a séjourné quelque temps sur le voile du palais; si le malade se mouche, il est rare qu'il n'y ait pas quelques filets de sang dans les matières qui sortent des narines. Si ce fluide était fourni par la partie inférieure du pharynx (2) l'erreur serait plus facile, il faudrait alors recourir aux signes commémoratifs, examiner si son expulsion a été précédée de toux et des autres symptômes qui sont propres à l'hémoptysie.

Le sang expectoré provient-il d'une simple exhalation de la muqueuse trachéo-bronchique, ou est-il l'effet d'une lésion organique? La rupture d'un anévrisme (3)

---

(1) Partie moyenne de la région supérieure du bas-ventre.
(2) Arrière-bouche ou gosier.
(3) Tumeur de sang formée par la dilatation des viscères.

des gros vaisseaux de la cavité thoracique dans les bronches ou de la trachée-artère ulcérée, l'ulcération du parenchyme pulmonaire qui succède à la fonte des tubercules : ajoutez à cela l'hémoptysie qui survient dans les anévrismes du cœur, surtout des cavités droites ; celle qui dépend de l'irritation causée par la présence des tubercules à l'état de crudité : telles sont les affections qui peuvent donner lieu à une hémoptysie qui ne dépend plus d'une perturbation des propriétés vitales de la muqueuse bronchique. Il peut arriver que dans la rupture d'un anévrisme le sang ne s'échappe que peu à peu ; alors on pourrait croire que le malade est hémoptoïque, si l'on n'avait pas présents à la mémoire tous les signes d'un anévrisme artériel. Lorsque l'hémoptysie dépend de la rupture du parenchyme pulmonaire, il est facile de la reconnaître ; il n'en est pas de même lorsqu'elle est due à la présence des tubercules à l'état cru. Dans ce cas on ne peut prononcer avec assurance qu'en suivant avec attention la marche de la maladie ; c'est le seul moyen d'éviter l'erreur. S'il n'y a point de fièvre, de toux, de douleur thoracique ; si le sujet est bien conformé, on a de fortes raisons de penser que l'hémoptysie n'est point liée à une lésion organique du poumon. Avant de porter un jugement sur la terminaison favorable ou funeste de l'hémoptysie, il faut avoir égard à la quantité de sang expectoré, à la constitution du malade, à son état de santé antérieur, à l'origine de la maladie. Il est rare que cette hémorrhagie soit immédiatement mortelle ; mais elle peut le devenir par ses retours fréquents ou par les maladies qui lui succèdent. Si l'évacuation du sang a été abondante, on doit craindre que le poumon ne soit altéré dans son tissu, que l'hémorrhagie ne récidive ou ne soit suivie d'une maladie grave. L'hémoptysie peu abondante qui survient chez un individu fort, robuste, doit inspirer moins de crainte ; le pronostic doit toujours être fâcheux lorsqu'elle se manifeste chez une personne qui éprouve de la difficulté à respirer en marchant, qui a la poitrine étroite et qui est issu de parents faibles ; car alors elle précède et annonce presque constamment la dégénération tuberculeuse. On peut ajouter que le jugement que l'on portera sur l'hémoptysie sera plus fâcheux si l'individu qui l'éprouve souffre depuis long-temps, si elle survient pendant la convalescence d'une maladie. Lorsqu'elle survient par une cause accidentelle elle est peu dangereuse, à moins qu'elle ne se soit déjà renouvelée plusieurs fois. Le pronostic n'est pas plus grave dans le cas où elle succède à la suppression d'une évacuation sanguine habituelle, parce qu'alors il est possible de faire cesser la cause en rappelant cette évacuation ; lorsqu'elle est due à la profession du malade elle peut devenir grave, s'il ne se détermine à en changer. Le pronostic sera fâcheux dans l'hémoptysie symptomatique de maladies du cœur ou d'un autre organe.

L'autopsie (1) des corps de ceux qui ont succombé à cette maladie a fourni quelques faits ; d'abord elle a démontré que l'hémoptysie était mortelle par elle-même dans un petit nombre de cas, que plus souvent elle dépendait d'une lésion du poumon. *Morgagni* a vu, après la mort des hémoptoïques, des engorgements du poumon, des tubercules, aux environs desquels les vaisseaux étaient dilatés. M. *Portal* a trouvé les glandes bronchiques engorgées et couvertes de vaisseaux sanguins.

Dans les cas où cette hémorrhagie a été la seule cause de la mort, on ne trouve aucune trace de son existence lorsqu'elle a eu lieu par exhalation. *Bichat*, dans son *Anatomie générale*, dit avoir souvent ouvert des individus morts pendant un accès d'hémoptysie ; jamais il n'a trouvé la moindre trace d'érosion, malgré la précaution de laver exactement cette surface, de la laisser macérer et de l'examiner à la loupe ; on l'a trouvée quelquefois plus ou moins rouge.

Traitement. — Il présente deux indications fondamentales : la première, de faire cesser l'hémorrhagie ; la seconde d'en prévenir le retour.

Pour remplir la première indication il faut placer le malade dans une chambre vaste, dont la température ;

---

(1) Ouverture.

toujours égale, sera plutôt basse qu'élevée ; lui donner dans le lit une situation telle, que la tête et la poitrine soient plus élevées que le reste du corps. Il doit se condamner au plus strict silence, et le médecin doit conseiller aux personnes qui l'entourent d'éviter de l'exciter à parler en prévenant ses besoins ; le repos de l'organe respiratoire est alors un des premiers moyens. Si le malade éprouve une vive impression de l'apparition de l'hémorrhagie, on cherche à le calmer en lui persuadant que son état n'offre pas de dangers réels. Ces moyens, secondés d'une diète sévère, de l'usage des boissons adoucissantes, délayantes, mucilagineuses, nitrées et légèrement acidulées, prises tièdes, telles que l'eau de gomme, les décoctions d'orge, de riz, de racine de grande consoude, de chiendent, aiguisées avec le sirop de groseilles, le petit lait, le bouillon de veau, quelques pédiluves (1) simples suffisent pour faire cesser une hémorrhagie récente et légère. Si le crachement de sang a été précédé de toux, on doit s'abstenir des acides et donner la préférence aux boissons émollientes, telles que l'infusion des fleurs de mauve, de bouillon blanc, édulcorée avec un sirop simple. La titillation de la trachée qui précède le crachement de sang persiste souvent pendant qu'il s'effectue, et provoque des quintes de toux auxquelles le malade s'abandonne d'autant plus facilement qu'elles chassent au dehors le sang qui occasionne cette sensation pénible. Mais la toux détermine une irritation d'où résulte une exhalaison plus abondante, et bientôt un sentiment plus pénible et plus pressant du besoin d'expectorer, qui nécessite plus d'efforts que lors de la première quinte. L'hémorrhagie peut s'exaspérer et s'entretenir par la répétition de ces quintes de toux. On doit donc engager le malade à résister à la toux autant qu'il le pourra, à faire son possible pour expulser le sang par un simple mouvement d'expiration. Ce conseil, difficile à mettre en pratique dans une hémorrhagie considérable, ne l'est pas lorsqu'elle est modérée.

---

(1) Bains de pieds.

Le traitement que je viens d'indiquer, convenable dans une hémoptysie récente et peu abondante, serait, je crois, loin d'être suffisant si elle était abondante, survenant chez un individu pléthorique, dont l'appareil circulatoire est bien développé. Il est alors nécessaire d'avoir recours à une saignée générale, pratiquée soit au bras, soit au pied, dans laquelle on ouvrira un gros vaisseau, par une large ouverture. La quantité de sang que l'on en tirera sera proportionnée à la force de l'individu. Ce moyen sera le plus prompt et le plus convenable pour diminuer la congestion pulmonaire, l'exhalation du sang à la surface des bronches, et rétablir l'équilibre dans la circulation. On doit renouveler les émissions sanguines si la première ne suffit pas.

La saignée générale mérite la préférence dans les cas ordinaires, mais si l'hémoptysie est survenue par suite de la suppression du flux menstruel ou hémorhoïdal, on doit lui substituer la saignée locale par des applications de sangsues faites à la vulve dans le premier cas, et à la marge de l'anus dans le second. Ces émissions sanguines locales ont l'avantage d'être en même temps spoliatives et dérivatives

Lorsqu'on a diminué la congestion qui existait vers la poitrine, on peut obtenir de bons résultats des révulsifs, et on doit recourir aux pédiluves simples, ou avec addition de farine de moutarde, de sel commun, d'acide hydrochlorique; à l'application de cataplasmes sinapisés sur les membres inférieurs, à celle des vésicatoires placés à la partie interne des cuisses. S'il n'existe point de mouvement fébrile, on peut administrer des purgatifs doux, laxatifs, comme dérivatifs. Si l'hémoptysie résiste à ces moyens, on peut recourir aux boissons à la glace et aux applications froides à l'extérieur faites sur les parties les plus sensibles, le côté interne des cuisses, les parties génitales. Enfin, si malgré l'affaiblissement du malade, l'hémorrhagie continue, qu'elle dure depuis long-temps, on doit avoir recours aux infusions ou décoctions toniques, astringeantes. Lorsque l'hémoptysie se complique de symptômes nerveux, ou lorsqu'elle survient à la suite d'une vive affection morale, dont l'effet tend à entretenir ou à augmenter l'hémorrhagie, les anti-spasmodiques les plus légers, tels que l'infusion de tilleul, l'eau distillée de fleurs d'oranger, et, quand le spasme est très grand, un peu d'opium, d'éther, unis à des sirops appropriés, sont des moyens utiles auxquels il faut recourir.

Le traitement dont j'ai parlé ci-dessus convient dans les hémoptysies accidentelles, constitutionnelles et succédanées; mais il doit être modifié dans les hémoptysies passives et symptomatiques. Dans la première on doit éviter la saignée, employer une médication tonique et hygiénique. Le traitement de l'hémoptysie symptomatique ne diffère pas de celui de la maladie dont elle n'est qu'un symptôme.

Comme il est toujours à redouter que l'hémoptysie soit le prélude de la phthisie, il est de la plus grande importance d'éloigner toutes les circonstances qui pourraient favoriser la production ou accélérer la marche des tubercules. Ainsi l'habitation des pays chauds, l'usage de la flanelle appliqué sur la peau, l'usage du laid chaud, soit de vache ou d'ânesse, pur ou coupé avec la décoction de quelques plantes adoucissantes, un exercice léger à pied ou à cheval seront les moyens qu'on emploiera et dont on a obtenu quelquefois d'heureux résultats.

La seconde indication à remplir lorsque l'hémoptysie a cessé est d'en prévenir le retour. Pour cela, il faut engager le malade à garder le repos, le silence, à observer une diète sévère pendant un temps proportionné à l'intensité et à la durée de la maladie. On éloignera toutes les causes qui ont donné lieu à l'hémoptysie; sans cela la guérison est impossible. Il faut qu'il mène une vie réglée, qu'il évite les émotions vives de l'ame et les plaisirs tumultueux; qu'il suive un régime diététique, composé en grande partie de végétaux, de fruits sucrés; qu'il évite soigneusement les aliments trop excitants, les liqueurs, le café. L'usage des adoucissants, qui ont tant d'efficacité dans la durée des accès, a de grands avantages pendant leur intervalle; il peut soutenir la guérison et prévenir la rechute.

FIN.

Paris. — Imprimerie de Poussielgue, rue du Croissant, n. 12.